U0224155

苯丙酮尿症(PKU)，让一群孩子成为了"不食人间烟火"的天使。

它是7000多种罕见病的一种，是一种极少数可治疗的先天遗传代谢病。

罕见的疾病，让平常的美味成为一生的奢望；错失治疗良机，让智力受损，抱憾终生；一辈子的特殊饮食治疗，让家庭负债累累，支离破碎……

但是，这一切不代表终点。只要早发现、早治疗、早控制以及进行合理的饮食干预，PKU孩子也可以和其他孩子一样，拥有一生最好的开始。

秉承这份爱的初心，自2009年起，在国家卫生计生委妇幼健康服务司的支持下，美赞臣营养品（中国）有限公司携手全国妇幼卫生监测办公室发起了国内首个大型PKU患儿特殊奶粉补助以及探索PKU治疗和管理模式的项目。时至今日，已有超过650名贫困PKU孩子及其家庭得到了项目的救助。

然而，每个孩子都犹如世上独一无二的花朵，这群身患罕见病的小天使也应如花般绽放。这一次，美赞臣集结了一群新锐的插画师，出版《开在心里独特的花》这本画册，希望用艺术的力量赋予这群孩子更强的生命力，收获更美好的未来。

让我们一起行动起来，帮助这个世界保护一个独特的孩子，在他们特别的成长路上，给予更多的关爱与支持，帮助他们心之所向，希望花开！

Love with Art 开在心里独特的花

未来出版社

Love
With
Help

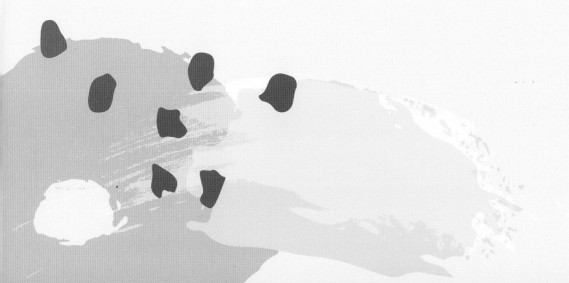

为世界保护
一朵独一无二的花

Love
with 帮助
Help

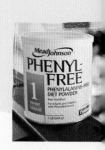

每个孩子都是上天给予我们最珍贵的礼物，犹如独一无二的花朵。有些孩子在生命之初就注定了与众不同，他们就是患苯丙酮尿症（PKU）的孩子。

他们与我们生活在同一个世界，虽然表面上跟我们没有什么不同；但在这"相同"的背后，却鲜有人了解他们所背负的艰辛。在这些孩子成长的道路上，他们更需要陪伴与关怀。

点滴善意的汇聚能够产生不可思议的力量，这份力量能帮助PKU孩子们度过一个温暖的童年，让他们同样拥有一生最好的开始——这便是"苯丙酮尿症(PKU)患儿特殊奶粉补助项目"的初衷。

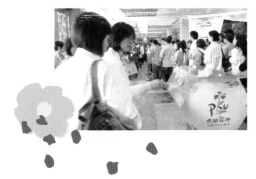
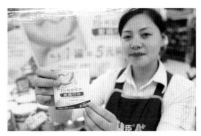

几年下来，看着受助的PKU孩子在项目的支持下健康成长，令我倍感欣慰。此次插画作品征集的初衷即希望借助艺术的力量，顺应孩子们热爱想象的天性，让更多人关注PKU孩子，了解他们的内心世界，体会每一朵花朵在成长过程的苦辣酸甜……

这些作品为孩子们的生活插上想象的翅膀，用绚烂的色彩温暖孩子们的内心，这是对PKU孩子拥抱幸福生活的期待，也是对他们未来无限可能的憧憬。

在此，我感谢每一位拿起画笔为PKU孩子们奉献爱心的插画师，感激你们创作寓意丰富而又感人至深的作品，更感恩你们为PKU孩子们鼓劲加油的心怀。同时我相信，你们的爱心画作将感染每一位看到作品的人，当他们拿到这本插画集时，也会感受到满满的爱与希望，并愿意将之分享给自己身边的人。

为世界保护每一朵独一无二的花朵，让他们不因独特而孤独，让世界因独特而多彩——我衷心地邀请你和我一同打开画册，进入"爱与希望"的世界……

游佩瑜

美赞臣营养品公司高级副总裁及大中华区总裁

关注罕见病 让爱不罕见

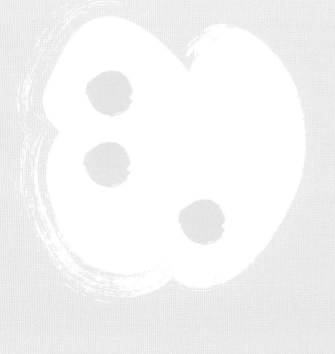

Love
With 帮助
Help

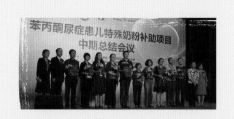

每个孩子都是家庭的希望，社会的未来，但却有万分之一
家庭会遭遇PKU患儿。万分之一虽是很小的概率，却意味着
我国每年都有上千名的罕见病PKU患儿出生。

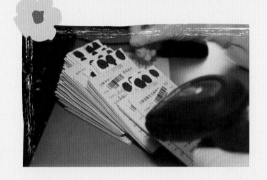

为了让更多PKU患儿得到帮助，从2009年开始，启动了国内
首个大型的PKU患儿特殊奶粉补助项目——"苯丙酮尿症患儿
特殊奶粉补助项目"。在项目执行中，我们看到项目各方都
全力以赴为PKU患儿带来切实帮助。多年来，我们的医务工作
人员始终深入基层奋战在第一线，无论身处偏远山村还是
繁华城市，也不管身在筛查、诊断还是治疗岗位，大家都对PKU
患儿不离不弃，用高尚医德无私关爱着这群孩子。此外，
项目中也不乏爱心企业的鼎力支持，譬如项目支持方美赞臣
营养品（中国）有限公司，它以百年积累的专业知识和资源，
动员社会大众和权威专家，结合优质产品和最新的营养
健康资讯，不遗余力地帮助PKU患儿。更让我们感到欣慰的是，
现在已经有越来越多社会各界爱心人士纷纷参与到项目中来，
关注PKU患儿的健康成长，为PKU患儿带来关爱陪伴。

同时，"苯丙酮尿症患儿特殊奶粉补助项目"也是首个
探索PKU治疗和管理模式的项目。它的开展不仅坚定了PKU
患儿家长的信心，提升了新生儿医务人员的业务素质，也提高
了PKU新生儿患儿的救治力度，更将有助于建立罕见病治疗
的可持续长效机制，为我国PKU患儿治疗补助政策的出台发挥了
积极的推动作用。

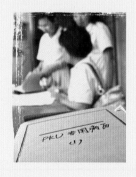

此次由美赞臣发起的《开在心里独特的花》插画征集
活动更是为项目锦上添花。活动以艺术的形式助力公益，
从创新的角度呼吁社会关注，无疑会让更多爱心人士关爱
PKU患儿、关心罕见病病症、关注新生儿筛查及普及。罕见病
虽然是小概率病症，但相信大家的了解与关注能让爱不罕见！

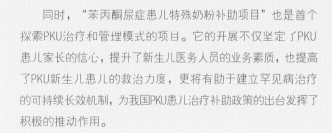

朱军

中国出生缺陷监测中心/全国妇幼卫生监测办公室主任

因为你们
所以更多彩

30位插画师
用笔、用颜色、用心
画出希望与祝福
创作出一幅幅充满"心"意的作品
为PKU孩子带来更多爱与关注

插 画 师 名 录

廖嘉欣 14

就读广东工业大学

刘佩佩 15

自由插画师
2016年研究生毕业于广州美术学院

卢中玉 16

自由插画师
2013年毕业于广州美术学院
版画系插画专业

CM 17

做有故事的女孩
在涂涂画画、收集小玩意的路上

佟毅 18

插画师
想一直画下去

李欣蔚 19

自由插画师
2016年研究生毕业于广州美术学院

郭怡思 20

青春开朗活泼可爱的女大学生
有点喜欢煲剧喜欢看小说喜欢画画

李灿 21

1985年生于湖南
2016年硕士毕业于广州美术学院版画系

何世贵 22

爱生活，爱设计

赵维明 23

自由插画师
从事杂志插图和广告插图工作

陈梓莹 24

我是一个爱好画画的"潮童"

摁倒 25

插画师 设计师
擅长色彩丰富充满童趣的风格

插 画 师 名 录

高妃 26
高三应届毕业生
广州美术学院附属中等美术学校

柯源源 27
喜爱画画，看书
2016年毕业于广州美术学院中国画系

Kauri 28
25岁却还跟孩子一样
坚持追梦的高龄文青

马伊隆 29
毕业于广州美术学院

丁丁 30
从事游戏美术行业
喜欢插画，动物

TATA 31
一个好吃懒做拖延癌的妹子

冯芷茵 32
广州美术学院本科插画专业

麦嘉琪 33
刚毕业一年的苦逼美工
爱好设计与插画

廖嘉欣 34
就读广东工业大学

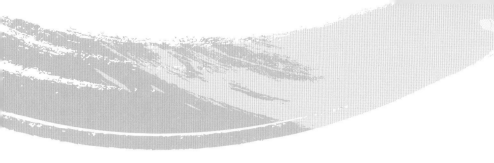

李 怡 35
大二学生
就读于首都师范大学数字媒体专业

茧 人 37
一个油画棒的爱好者
喜欢画画，摄影，玩手工

贺 娜 36
喜欢画画养花的姑娘

郑 海 仑 38
美术编辑
喜欢画画，热爱生活

草 克 力 40
自由插画师
喜欢一切美好的事物

罗 春 丽 39
喜欢自由，热爱生活，这就是我

姚 懿 修 41
自由插画师，浙江舟山
从事儿童美术教育

谢 妙 婷 43
毕业于广州美术学院国画系

熊 红 42
1966年生于绘画世家
1991年毕业于广州美术学院
2010年毕业于广州美术学院国画系
山水画研究生班，师从刘书民导师

Love with Join

美赞臣 × 插画师 30

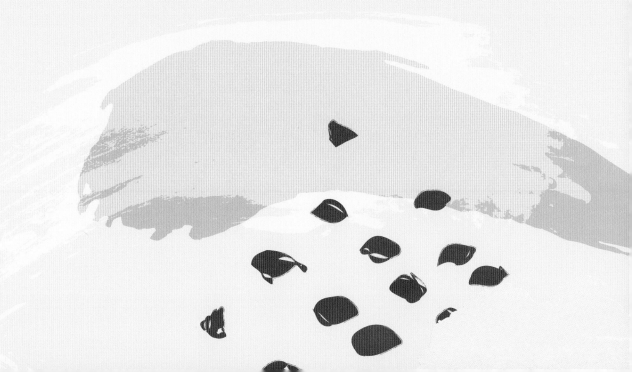

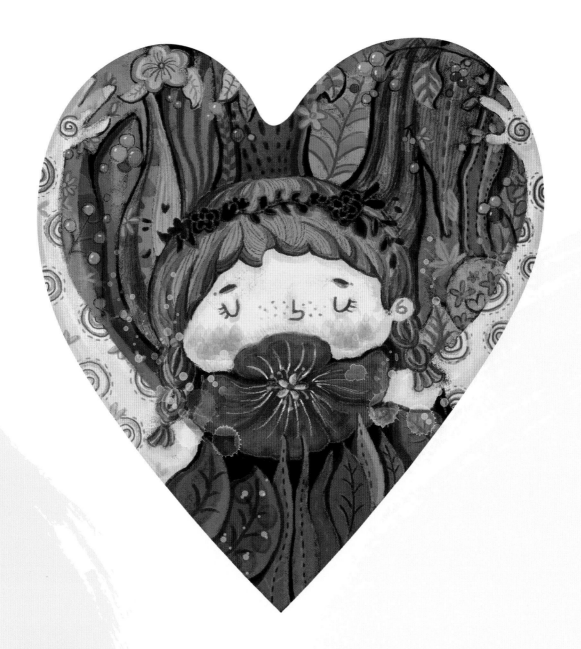

就读广东工业大学

廖嘉欣

灵感来源于《蒂莫西的奇异生活》身体上会长出叶子，花儿果儿
在身边一直陪伴。闭上眼，深呼吸，从心中开出一朵善良坚强的花朵，
我相信PKU孩子，和它们一样拥有顽强的生命力。

自由插画师 现居广州
2016年研究生毕业于广州美术学院

刘佩佩

这幅创作用超现实的形式来表现，开在心中的花，每朵花
都属于一个小星球。

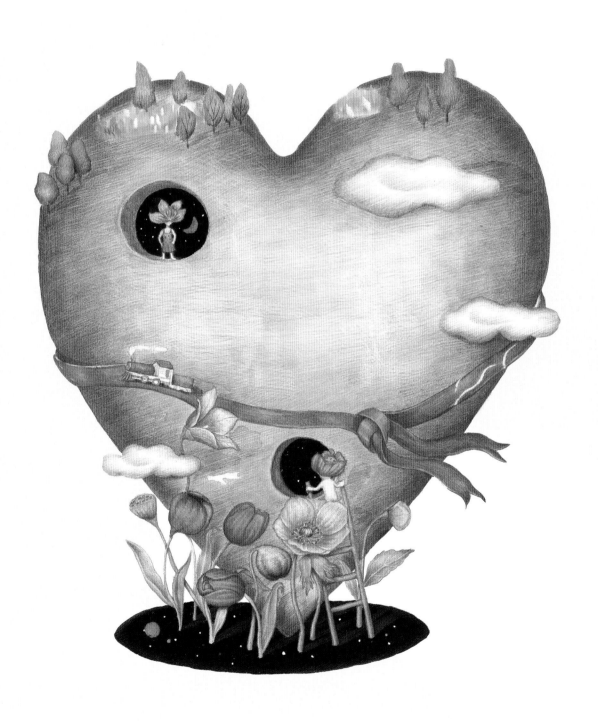

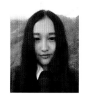

自由插画师，第四届特约长乐市艺术动漫节作者
2013年毕业于广州美术学院版画系插画专业

作品《子夜》入围第19届大学生提名奖，
在北京今日美术馆展出入围第三届中华地区插画奖，获优秀奖

作品《异径》入围第19届大学生动漫艺术节，
在中国美术学院展出，入围第三届中华地区插画奖，获优秀奖

卢中玉

这次的创作是为PKU患儿绘制的插图。

其实自己也是从这次主办方设置的主题，才第一次了解到苯丙酮尿症和这样一群孩子的存在，他们也是这个社会的一部分，由于与生俱来的病症，他们生活在与我们完全不同的状态里。他们是另一个世界的精灵，让我们对他们多些关注和支持，为他们点亮一盏希望的灯。

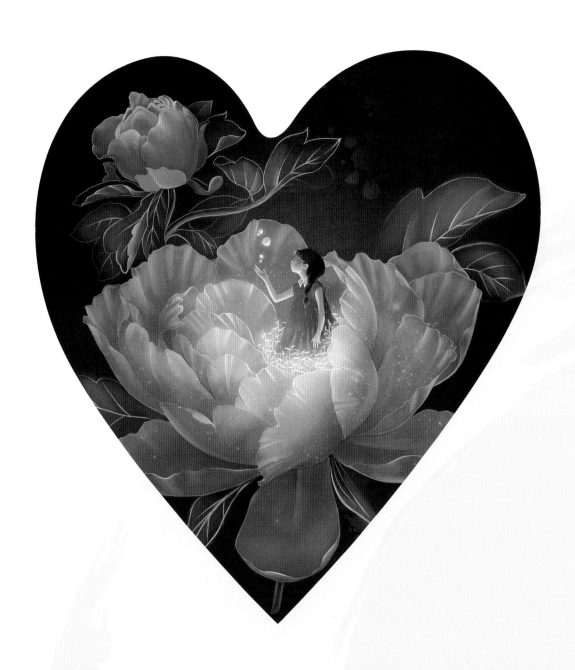

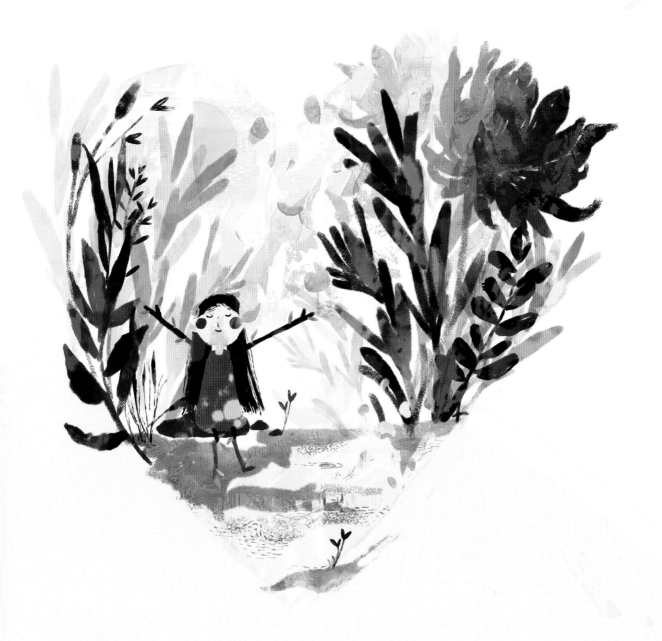

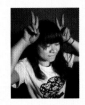

做有故事的女孩
在涂涂画画、收集小玩意的路上

C M

雨洒了，天亮了。透过暖暖的阳光，爱吹开了花，点亮了PKU
孩子的小小世界，使她在爱的沐浴下更能自信地拥抱这个大世界。

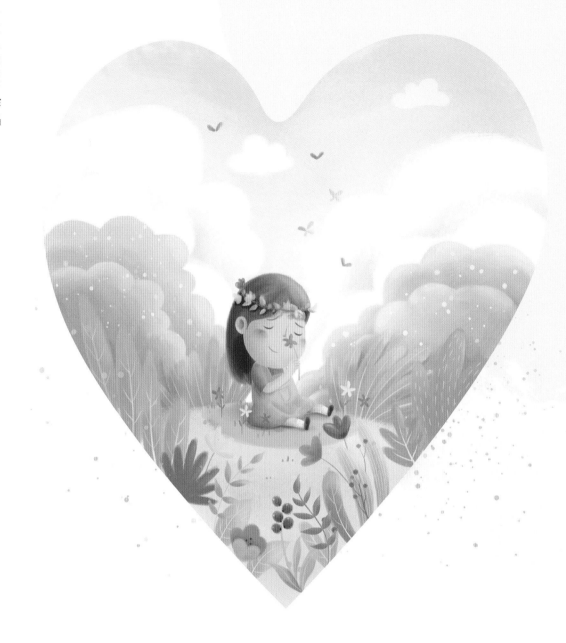

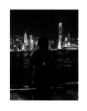

插画师
想一直画下去

佟 毅

"喜欢这个活动的主题，很有意义，希望能为PKU孩子们画出温暖的画面。"

即使现实令人悲伤，但仍要报以微笑。
每个孩子都是独一无二的存在，每个孩子都有一个只属于自己的小世界，孩子们的世界应该充满欢乐和鲜花，希望花儿能一直陪伴着这些PKU孩子们。

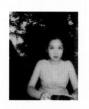

自由插画师 现居广州
2016年研究生毕业于广州美术学院

李欣蔚

每个孩子的降临都是世上独一无二的美好之事，每个孩子都是世界上散发独特光芒的花朵。

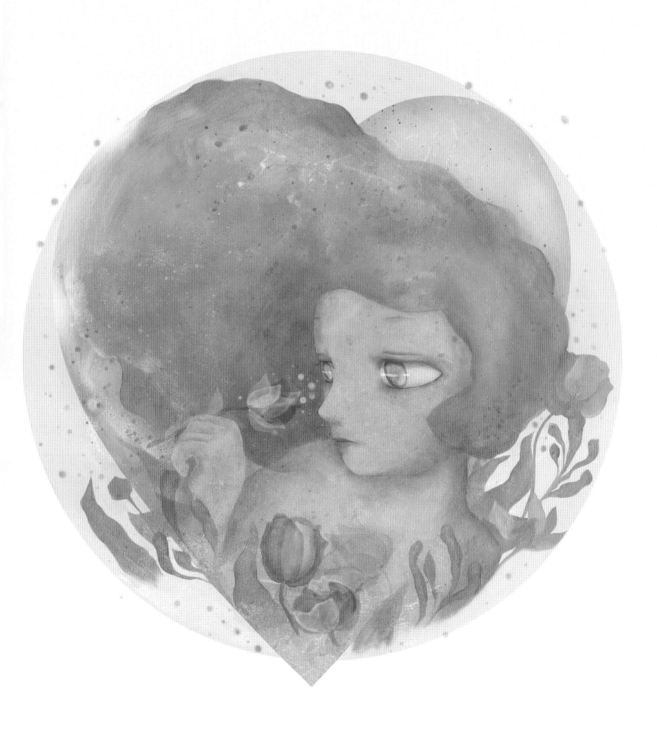

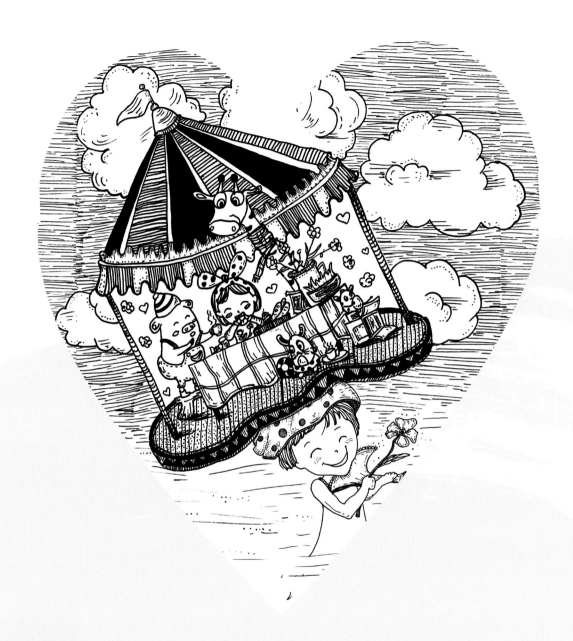

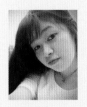

青春开朗活泼可爱的女大学生
有点喜欢煲剧喜欢看小说喜欢画画

郭怡思

以一个小女孩戴着幻想的帽子，帽子里有她可爱的小伙伴和她
想吃又吃不到的美食。与她的小伙伴度过美好的时光一直是她的
梦想。以黑白画面为基调更能显现出PKU孩子的内心世界，
黑白世界更能直观地让我们体会到他们的内心世界。让我们
一起为这些可爱的人儿加油！

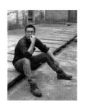

1985年生于湖南
2016年硕士毕业于广州美术学院版画系

李 灿

这幅作品是我童年的回忆片段，我曾经也是个孩子，那时的我很天真很快乐，我希望把自己童年的那份快乐带给PKU孩子们，祝他们在成长的道路上幸福快乐！

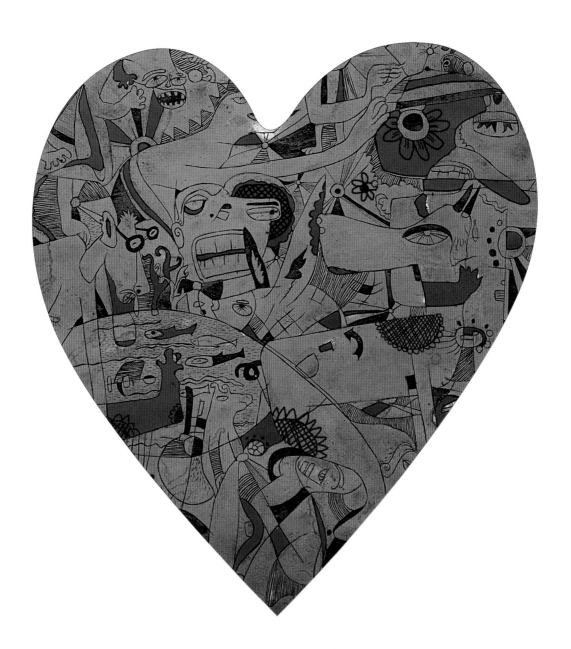

开在心里独特的花

作品

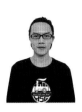

爱生活，爱设计

何 世 贵

每个孩子都是独一无二的花朵，向着阳光微笑，月亮伴随
安睡，雨水滋润，在爱心关爱下茁壮成长。

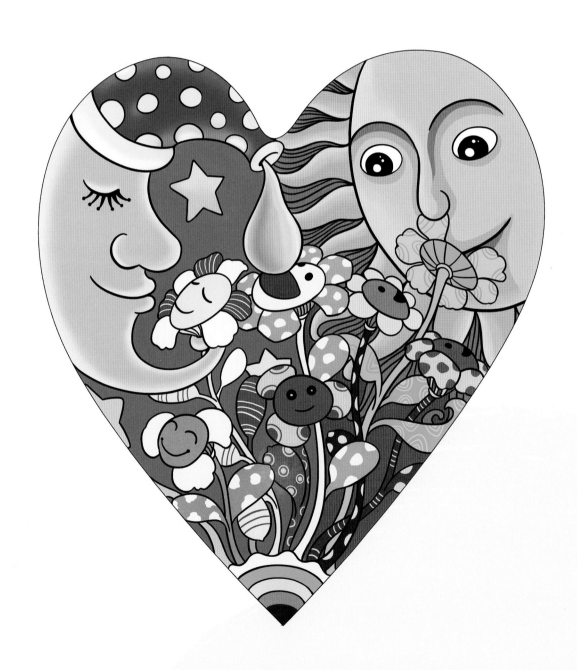

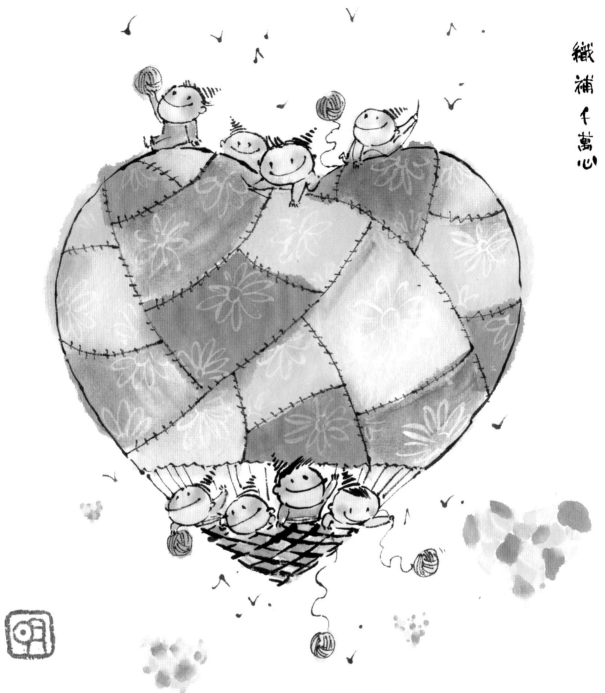

織補千萬心

自由插画师
从事杂志插图和广告插图工作

赵 维 明

第一次听到PKU时就被这些孩子的不幸所触动，想和大家一起为孩子们做点什么，或是阳光或是雨露或是一缕风或一捧泥土，只愿花园里能开满快乐幸福的花朵。

开
在
心
里
独
特
的
花

作品

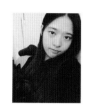

我是一个爱好画画的"潮童"

陈梓莹

"当我看见这个插画征集的题目时，我就想到了鸟语花香和孩子们的笑声。"

我想着可以画一些美好的事物在画面上，能让这群PKU孩子们感受到爱和帮助，所以我就创作出了一个温馨的画面。孩子们和动物们快乐的躺在草地上，无忧无虑的玩耍。让他们觉得世界是如此的美好，如此的独一无二！

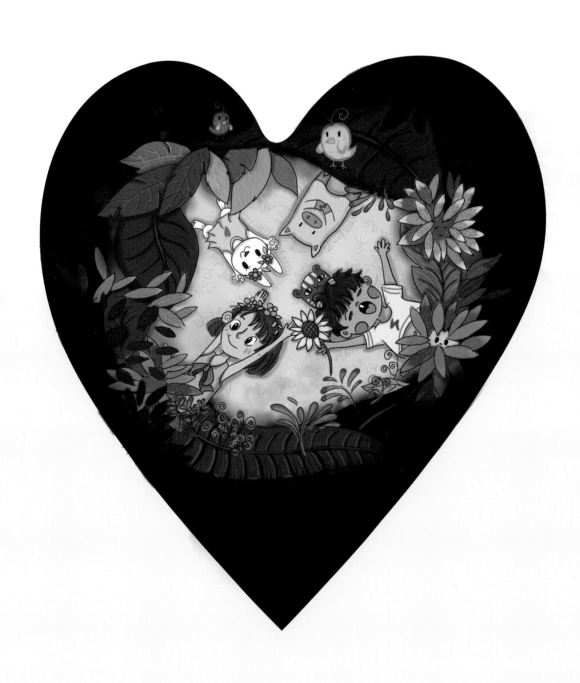

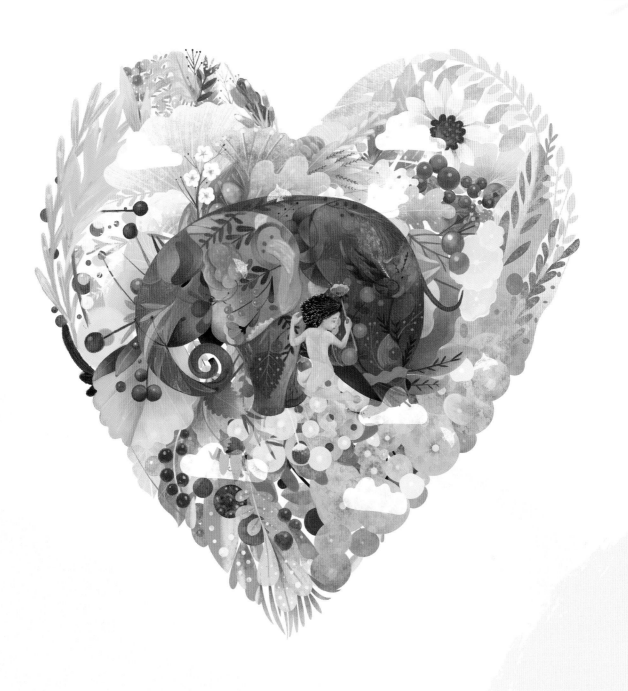

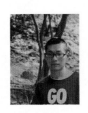

插画师 设计师
擅长色彩丰富充满童趣的风格

摁 倒

以大象和女孩为主题，分散的植物花朵包围，体现人和自然和谐
相处的感觉，孩子本应像是花儿一样。

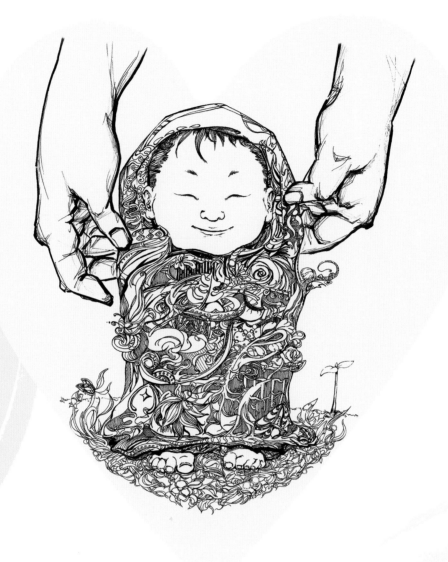

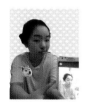

高三应届毕业生
广州美术学院附属中等美术学校

高 妃

手，如同张开的羽翼，呵护着儿童的纯真与美好；花草的盛开，
与孩子的笑容一样都是世上不可替代的珍宝，这就是我将孩子
与花草融为一体的理念；也愿我们能够齐心协力，即便力量
微小，却如藤蔓般坚韧，守护在PKU孩子们的身边，陪他们健康
快乐地长大，用我们的手，为他们撑起一片希望苍穹。

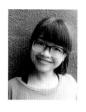

2016年毕业于广州美术学院中国画系
2014-2015年期间，获得两次国家励志奖学金
2015年担任老师助理，共同完成画作《接旨亭》，
并被广州城市建设档案馆收藏

个人喜爱画画，看书

柯源源

"每个孩子都是父母心中的宝石。无论孩子有多么的不完美，都是父母眼中最闪亮的，最宝贵的。"

这一次创作是想表达孩子是万物丛中独一无二的花，PKU孩子也一样给予他们多一些关爱，多一些帮助，就如给予阳光雨露，孩子们就会像向日葵一样，向着阳光茁壮成长。

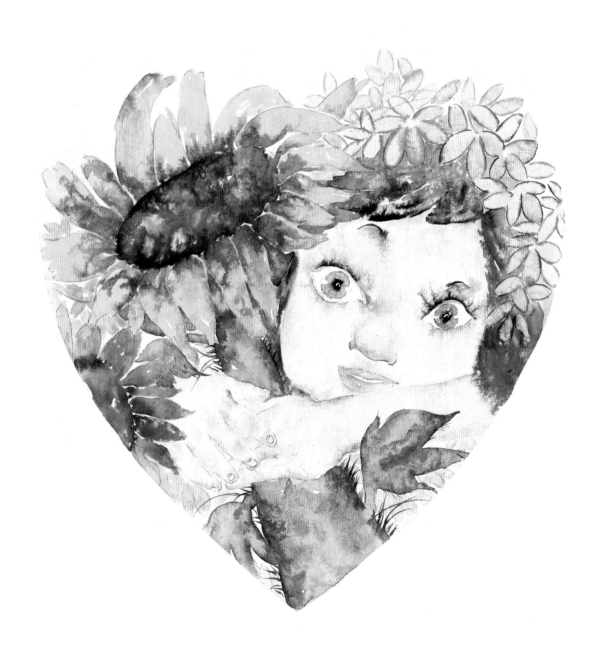

开
在
心
里
独
特
的
花

作品

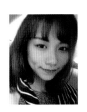

25岁却还跟孩子一样
坚持追梦的高龄文青

Kauri

画面描述的是寓意爱的向日葵花瓣随风散落到孩子的身上，长出了羽毛，长成了翅膀。背景中还有一个捕梦网，是我认为"不食人间烟火"的每个孩子心中都有着一个捕梦网，他们也有追逐梦想的权利，希望每个PKU的孩子汲取不一样的养分，在爱的滋养下，长出羽翼丰沛的翅膀。

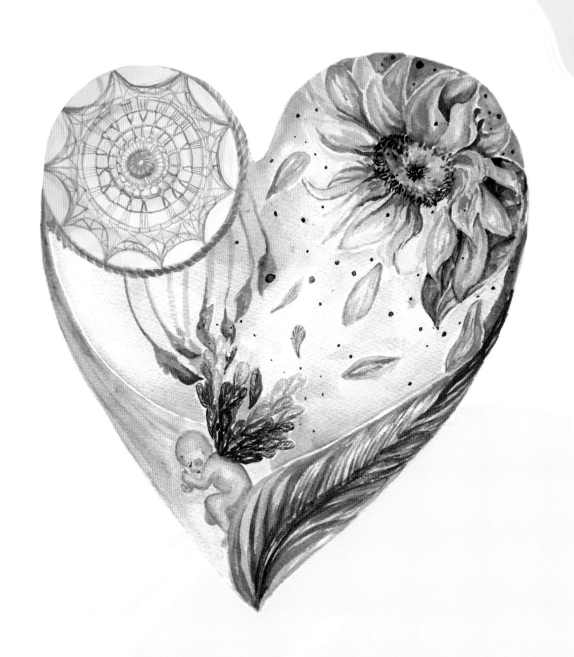

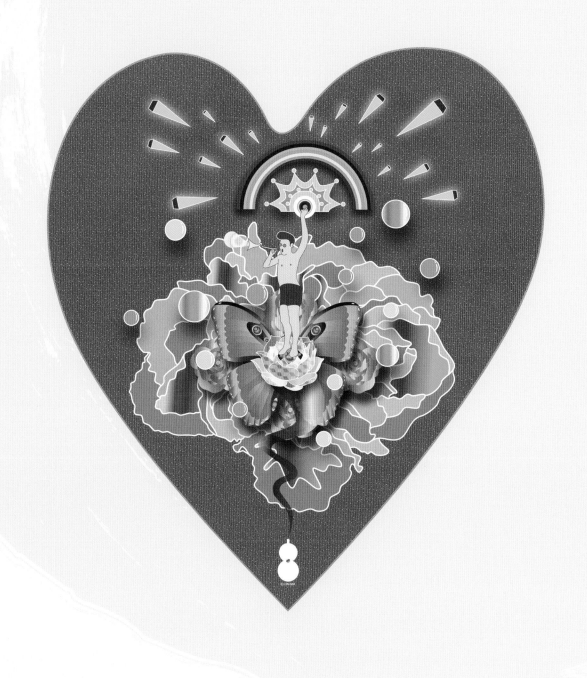

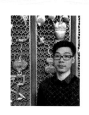

毕业于广州美术学院
现居广州

马伊隆

每个大人心里都有一个充满天真与无限正能量的小小孩。
我希望每一个PKU孩子都能在充满爱的花朵上，乘着美丽的
蝴蝶，去寻找属于自己的一片天地。

开在心里独特的花

作品

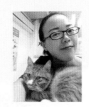

从事游戏美术行业
喜欢插画，动物

丁丁

"通过这次"希望花开"公益插画征集活动
了解了PKU孩子，深有感触"

画了一幅插画，两个小孩子在种一颗梦想的种子，当花开了
之后，面容纯真无邪的笑容，这是我们都希望看到的，希望
他们健康长大像闪亮的花儿一样！

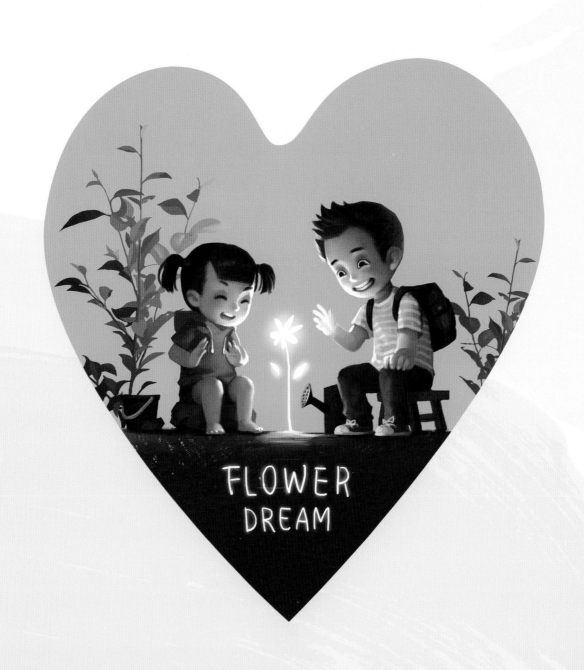

FLOWER
DREAM

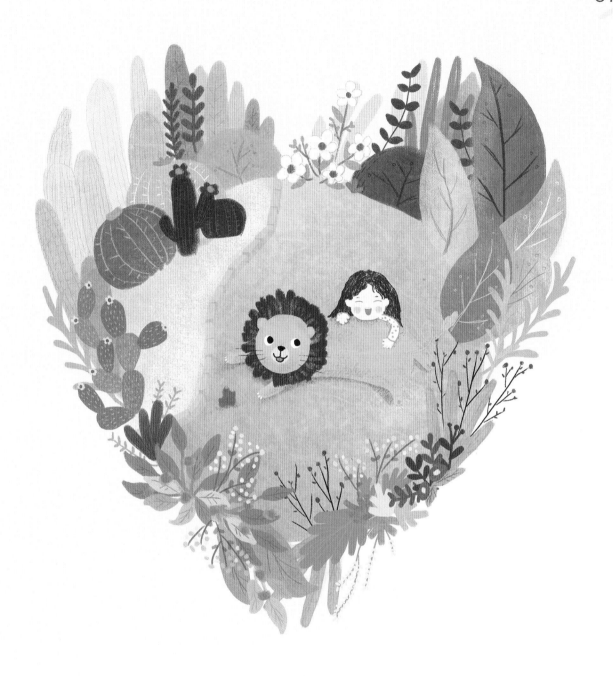

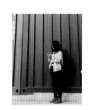

一个好吃懒做拖延癌的妹子

TATA

每个人心里都有一座小花园，我们的小花园种着不同的花，住着
最真实的自我，因此每座花园都是最独特的，就像我们每一位
都是不一样的。

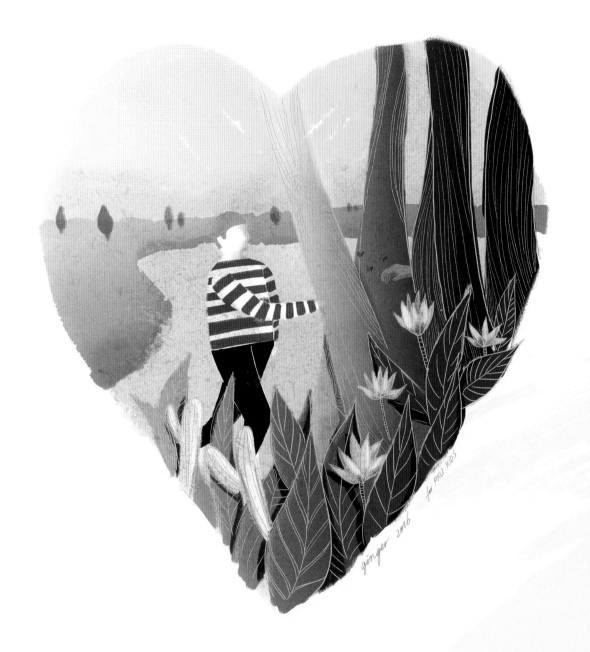

广州美术学院本科插画专业
曾获第四届中华区插画大赛学生组优秀作品奖

冯芷茵

一个孩子哇哇坠地，从什么都没有的地方来到这个灰暗的世界，当他看到远处伸出的一只温暖的手，从此他的世界充满了鸟语花香。通过这个活动认识了PKU疾病的严重，我们应该伸出关怀的手，也应该向社会普及该疾病的预防或及时应对的措施，乐雎未来，一定能拯救更多的PKU孩子。

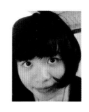

刚毕业一年的苦逼美工
爱好设计与插画，水平不好说

麦嘉琪

我是在看到这个插画征集活动的时候才第一次听说有这种病，希望能给PKU孩子们打打气。我所创作的画面是一个小女孩漂浮在星空中捧着一颗希望之心，整个画面的心形外框由雪滴花组成，它的花语是希望、生命力强、勇往直前的力量。

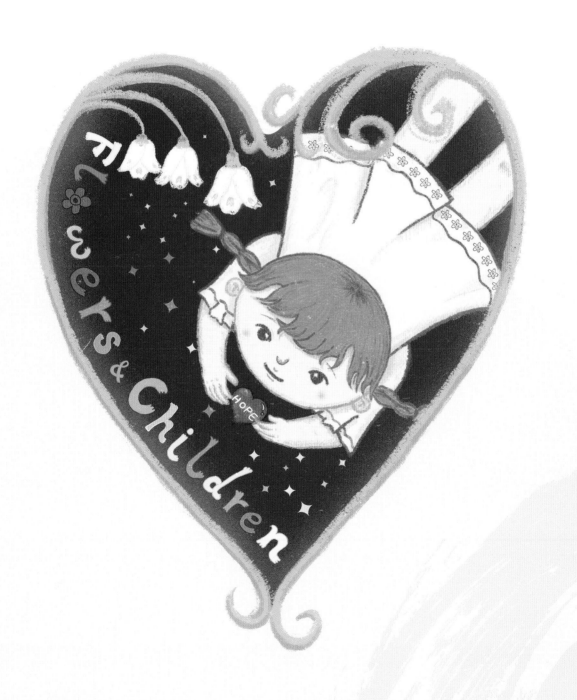

开
在
心
里
独
特
的
花

作品

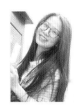

就读广东工业大学

廖嘉欣

在PKU孩子的世界中，番茄海洋长出花儿来，与孩子们伴舞，一朵接一朵包围了整个心，他们都是花的孩子，大地的孩子，别担心，微风和阳光从不曾偏爱哪个孩子，我们与你一起成长。

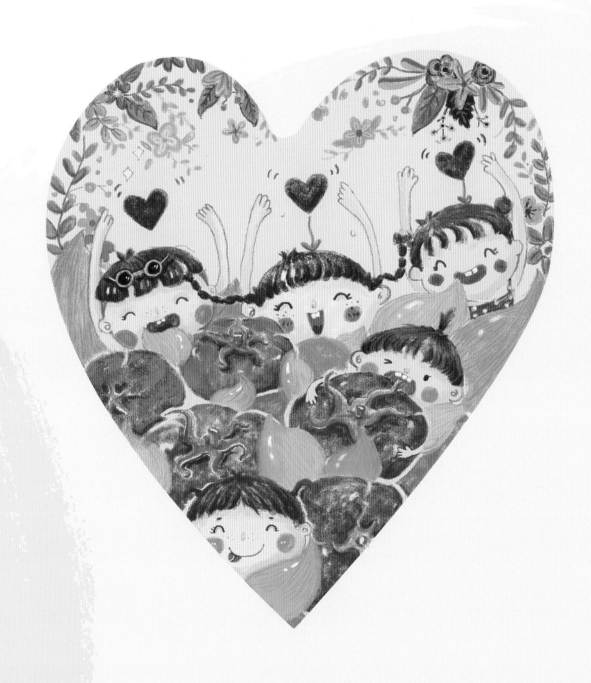

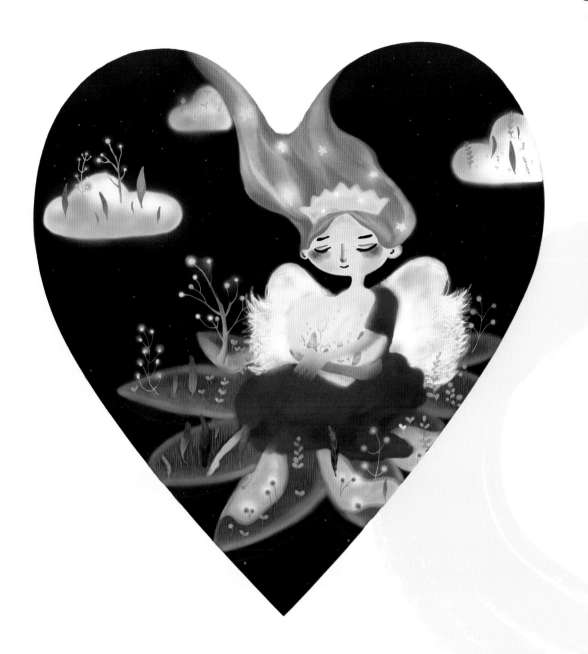

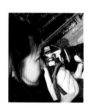

大二学生
就读于首都师范大学数字媒体专业

李 怡

每个孩子都是天使，即使身患重病，也应得到关爱。
爱像黑夜点点星光温暖着每一个孩子的内心，也照亮了
PKU孩子未来的生命之路。

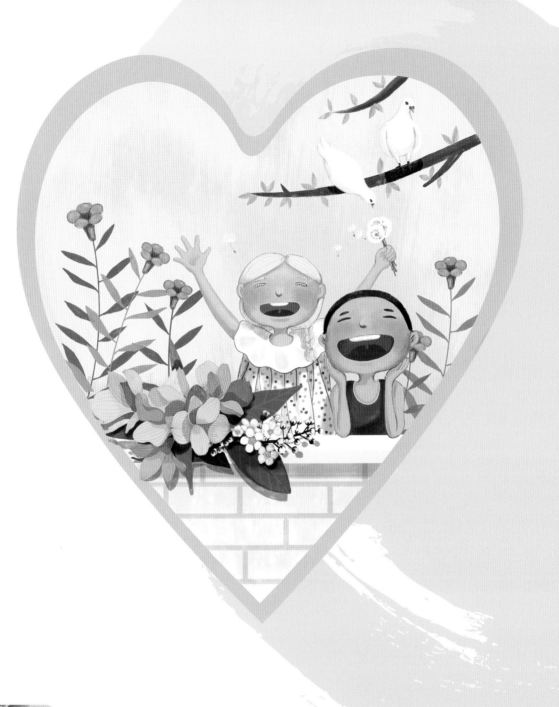

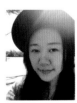

喜欢画画养花的姑娘

贺 娜

美丽的鲜花是给PKU儿童们真诚的祝福,其中最为独特的是
唯一被孩子抓在手里的蒲公英,代表着抓住了希望,愿祝福与
希望能像蒲公英的种子一样传播的更快、更远、更为广泛。

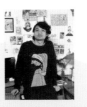

一个油画棒的爱好者，现居广州
喜欢画画，摄影，玩手工

萤人

患有PKU疾病的孩子被美好的植物所包围着，恬然入睡，
像小鸟一样，守护着心里最独特的花朵。每个孩子都值得
被温柔所对待，受到保护与关爱。

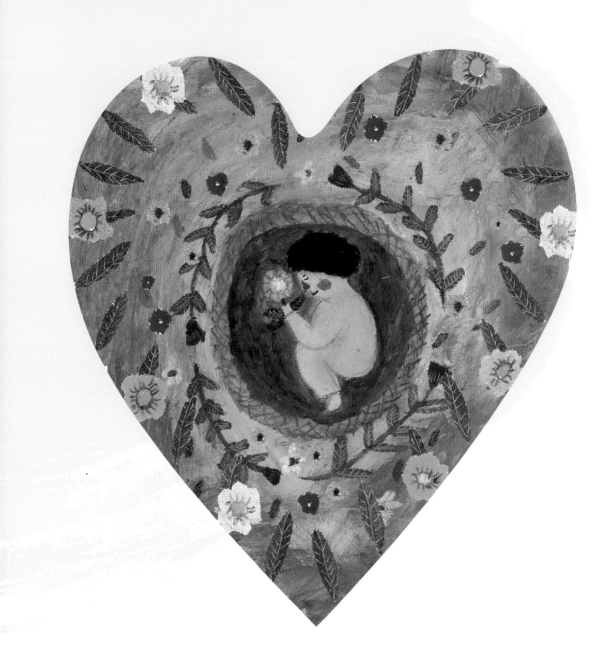

开在心里独特的花 **作品**

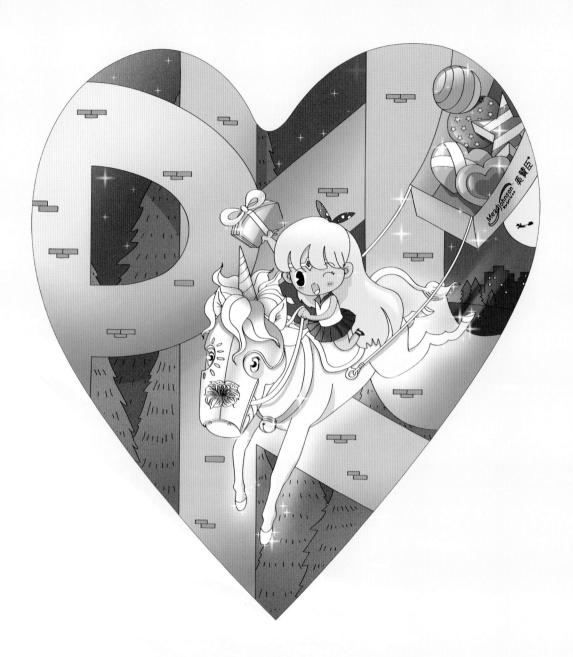

美术编辑
喜欢画画，热爱生活

郑海仑

西方神话中的圣灵——独角兽。高贵纯洁的它，出现就代表着
生命和希望。希望独角兽的到来能给这些特殊的孩子带来希望
与生命。背景中把PKU字母化成一堵高耸入云的墙，独角兽带着
它的主人穿越墙壁给PKU孩子们带来了礼物，也表达了即使
病魔再高大，我们都能跨过去。

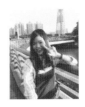

喜欢自由，热爱生活，这就是我

罗春丽

画面中我通过把PKU孩子比喻成以向阳花为主的希望之花，而普通健康小孩比喻成绿叶，营造一个欢快和谐的氛围。他们都是一样可爱的孩子，一样可以茁壮健康的成长，只要心里有爱，哪里就有阳光。

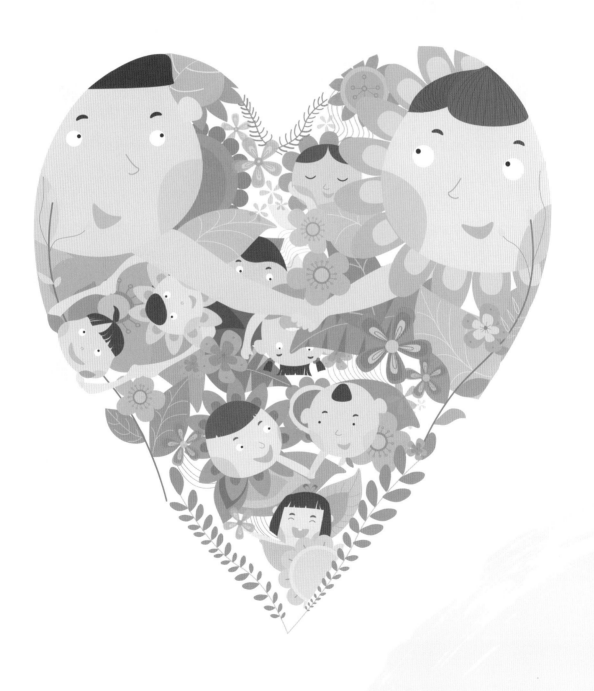

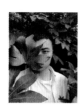

自由插画师
喜欢一切美好的事物

草克力

其实，世界上每个小孩都是独一无二的花朵。

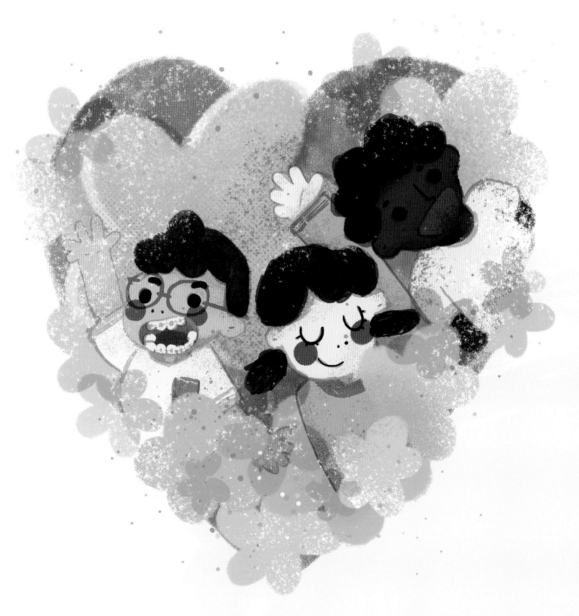

caokeli.2016

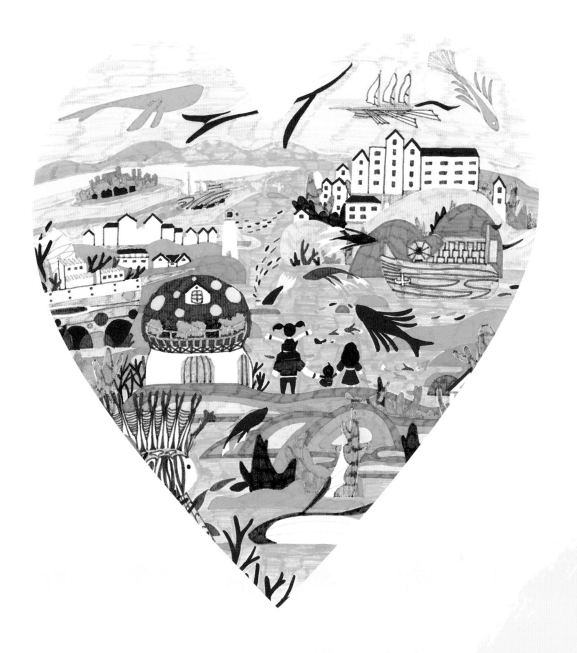

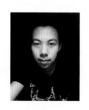

自由插画师，从事儿童美术教育
浙江舟山

姚懿修

上天也许忘了给你健康的身体，却让你可以从不平庸的
角度去体会世界。没有美食，这个花花世界仍然有很多，
很多的美好。

42

开
在
心
里
独
特
的
花

作品

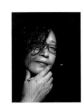

1966年生于绘画世家
1991年毕业于广州美术学院
2010年毕业于广州美术学院国画系山水画研究生班，师从刘书民导师

在十多年的创作生涯中，对综合材料的运用进行了深入探索和研究，
努力探寻自己独特的艺术语言，其作品甚得收藏机构和个人藏家的青睐

熊 红

美丽的花朵拥吻着患PKU的小女孩，这是小女孩心中的希望之花，也是我对小女孩的祝福
之花。左边的猫头鹰和山是意喻困难，右边的阳光和小鸟是光明。困难会克服的，
迎来的是光明。这是大家对PKU孩子的期许。

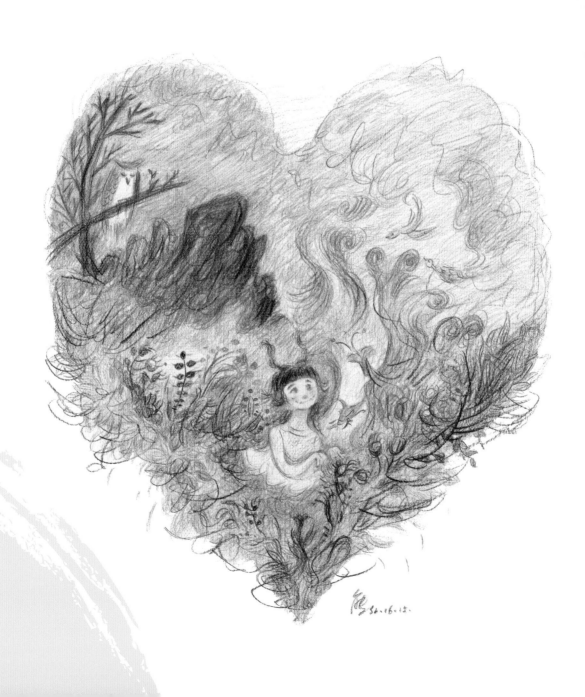

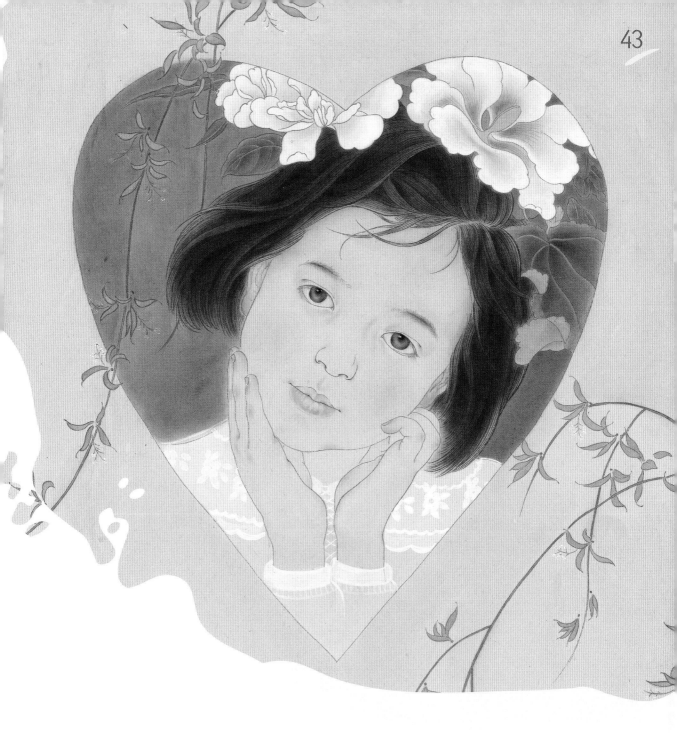

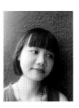

毕业于广州美术学院国画系

谢妙婷

在我的画中，一个心形里小女孩头上开满了花，象征小孩内心世界的欢乐花香，一朵朵盛开的花，代表希望常在。而心形外绿色的柳叶，迎风飘扬，绿色代表生机，希望PKU孩子充满活力，不被困难压倒，快乐地长大。

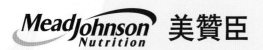
美赞臣

有爱的地方
就有花开

Love
With
Hope

每 个 孩 子 都 是 世 上 独 一 无 二 的 花

图书在版编目（CIP）数据

开在心里独特的花 / 游佩瑜编著. -- 西安：未来
出版社, 2016.12 (2018.5重印)
ISBN 978-7-5417-6329-8

Ⅰ. ①开… Ⅱ. ①游… Ⅲ. ①苯酮尿－防治－普及读
物 Ⅳ. ①R589.3-49

中国版本图书馆CIP数据核字(2016)第281891号

开在心里独特的花
KAI ZAI XIN LI DUTE DE HUA

责任编辑 / 张忠民

策划 / 美赞臣营养品(中国)有限公司

出版发行 / 未来出版社

地址 / 西安市丰庆路91号(710082)

经销 / 全国各地新华书店

印刷 / 深圳当纳利印刷有限公司

开本 / 190mm x 257mm　16开

字数 / 4千字

印张 / 3.25

版次 / 2017年1月　第1版

印次 / 2018年5月　第2次印刷

书号 / ISBN 978-7-5417-6329-8

定价 / 30.00元

版权所有 侵权必究